Gaoyuan Jianshen Zengyanggong

高原健身增氧功

（配教学光盘、音乐光盘和挂图）

杨战旗　著

高等教育出版社·北京
HIGHER EDUCATION PRESS　BEIJING

【内容简介】西藏素有“世界屋脊”之称。高寒、缺氧、低气压给内地进藏人员带来高原反应。为了帮助在藏人员适应高原环境，第六批中央国家机关援藏干部杨战旗同志，经过不断的探索和研究，创编了一套高原健身增氧功。本套功法功理科学健康，动作简单易学，不受时间、场地、年龄的限制，坚持习练可达到增氧健身的作用。本书配有教学光盘、音乐光盘和挂图，其中，教学光盘含全套演示、呼吸方法介绍和分解教学，音乐光盘含带口令音乐和不带口令音乐各两遍。本书适用于常年在高原地区生活的人群、赴高原地区工作和旅游的人群。本书还可作为生活在低海拔地区人群从事健身养生活动的参考书。

图书在版编目（CIP）数据

高原健身增氧功 / 杨战旗著. --北京：高等教育出版社，2013.7

ISBN 978-7-04-027064-8

Ⅰ. ①高… Ⅱ. ①杨… Ⅲ. ①高原－地区－健身运动 Ⅳ. ① R161.1

中国版本图书馆 CIP 数据核字（2013）第 163264 号

策划编辑 曹京华　　责任编辑 曹京华 张舒萍　　封面设计 张雨微
版式设计 范晓红　　责任校对 杨雪莲　　责任印制 韩 刚

出版发行 高等教育出版社
社　　址 北京市西城区德外大街4号
邮政编码 100120
印　　刷 保定市中画美凯印刷有限公司
开　　本 787mm × 960mm 1/16
印　　张 4.75
字　　数 37 千字
购书热线 010-58581118
咨询电话 400-810-0598
网　　址 http://www.hep.edu.cn
　　　　 http://www.hep.com.cn
网上订购 http://www.landraco.com
　　　　 http://www.landraco.com.cn
版　　次 2013 年 7 月第 1 版
印　　次 2013 年 7 月第 1 次印刷
定　　价 35.00 元（含CD、DVD和挂图）

物料号 27064-00

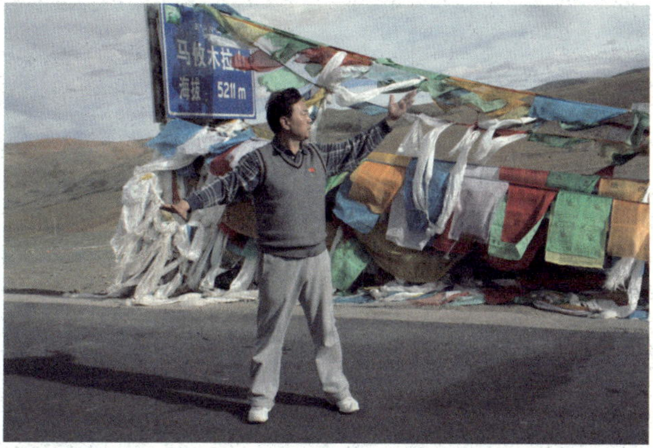

阿里马攸木拉山
（海拔 5211 米）

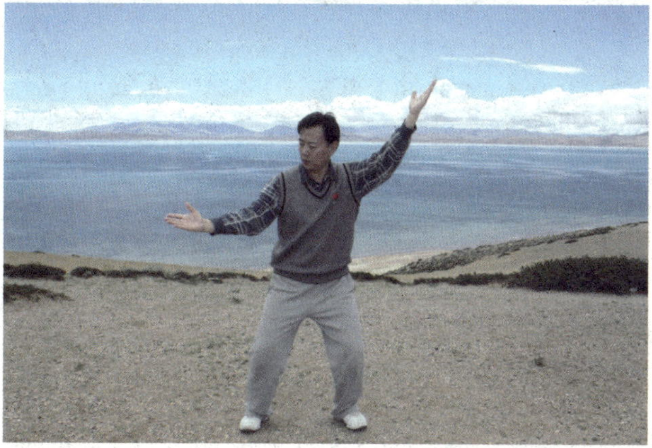

阿里玛旁雍措神湖
（海拔 4588 米）

作者简介：杨战旗，中国武术协会副主席、武术八段、第六批中央国家机关援藏干部

前言

西藏，神秘而又令人神往。凡是去过西藏，或准备去西藏的人们，无疑不被一个问题深深困扰，那就是“高原缺氧”。

“高原缺氧”为何会让人如此紧张呢？这是由于高原地区自然海拔高、气压低、空气稀薄，单位体积里空气质量减少、密度降低、氧气含量减少，吸进人体的氧也相应减少，导致机体缺氧，进而产生诸多高原不适症状。一般来说，海拔高度愈高，缺氧引起的不良反应愈明显。据统计，西藏全区平均海拔4 000米以上，每立方米空气中含有氧气约182克（海拔4 000米），仅相当于平原地区的60%左右。在这样的低压、缺氧环境下，人们很容易出现头痛、心慌、气喘、呕吐、腹胀、失眠、昏迷等种种高原不适症状。

“与内地相比，西藏最大的差别就是缺氧！”这不仅反映了每一位走上这座“世界屋脊”的人的最真切的感受，也是人力所无法改变的自然环境特征。从内地进藏的人，大多数会因为高原反应而出现不同程度的身心不适。

如何适应高原地区的缺氧问题，必然是摆在我们面前的最现实的，也是最迫切的问题。

正是由于这样强烈的现实诉求，在人力无法改变高原缺氧环境的情况下，我基于在西藏生活的真实感受与体验，利用传统武术中的健身和养生知识，结合医学理论，针对高原地区特有的低压、缺氧的地理环境，经过一年多的探索、研究和实践，创编了这套具有健身和增氧功效的健身方法——高原健身增氧功，为在高原地区生活和工作的人们提供了一项简单、有效的健身方法，该套功法同样也适用于生活在低海拔地区的人群。

该套功法在资料整理和科研方面得到了上海体育学院教授、博士生导师虞定海，博士生张平安的协助和大力支持，在此表示感谢。同时感谢国家体育总局科教司、中国武术协会、西藏自治区体育局、第六批全国援藏干部总领队何新红和援友们的大力支持。目前，在高原地区开展健身运动还需要作进一步的探索和研究，该套功法的创编仅仅是一次有益的尝试，难免有不足之处，敬请读者指正。

杨战旗

2013 年 1 月

目录

第一章　高原健身增氧功的创编依据

一般来说，正常人一次平静呼吸时的气体量约为 500 mL。如果通过适当的肢体运动，加上与呼吸节奏的完美配合，便可以使胸腔、腹腔“人为地”产生最大程度的生理扩张与压缩，吸气量可以增加约 2 000 mL，呼气量也可以增加约 1 200 mL，大大提升了呼吸效率。这一过程的完成，一方面要通过肢体运动，另一方面要通过腹式呼吸。

一、肢体运动，辅助呼吸

除了固有吸气肌（膈肌、肋间外肌）与固有呼气肌（肋间内肌、腹壁肌）外，通过上下肢协调运动，尽可能地调动全身其他辅助呼吸肌（胸大肌、斜角肌和背阔肌）共同收缩，可使参与吸气与呼气过程的肌肉群增多。当吸气时，膈肌收缩下降，胸腔增大，胸、肺内压降低，从而使肺内压小于外界大气压，气体进入；当呼气时，使膈肌回位，胸腔减小，使肺内压高于大气压，气体排出。

适当的肢体运动，使腹压与胸内压增加，有助于静脉血液回流，促进全身的血液循环；有助于机体的气体交换，充分将体内的废气排出，吸进新鲜气体，以达到“吐故纳新”的目的。

专家提示

膈肌位于体腔内，将体腔分成胸腔和腹腔两部分。膈肌是肺部呼吸的主要动力器官。吸气时，膈肌下降；呼气时，膈肌上升。

二、胸腹式呼吸为主，增加氧气吸入量

通常来说，为了快速补偿因为高原地区低压、缺氧而引起的“机体氧不足”，人们往往容易采用“浅快式”呼吸方法。这种呼吸方法，由于呼吸频率加快，呼吸变得表浅，气体交换不够充分，致使体内氧气摄入量不足，从而使身体产生种种不适感。

如果改为“深慢式”呼吸（以胸腹式呼吸为主），一方面，可使膈肌下降的幅度增大（一般膈穹隆顶下降可达 6 ～ 10 厘米），使胸内压低于大气压；另一方面，可使呼吸变得深长而缓慢，有效提高气体交换效率，进而摄入更多氧气，有效缓解胸闷、气短、心慌等不适症状。

专家提示

◎胸式呼吸：依靠肋骨的侧向扩张来吸气，呼吸表浅。

◎腹式呼吸：以膈肌运动为主的呼吸运动，呼吸深入。

◎胸腹式呼吸：吸气时，胸部向外扩张，最大限度地将气吸入；然后，沉气松腹，将气呼出。

第二章　高原健身增氧功的功法特点

高原健身增氧功包括六式动作，整套功法力求体现“功理科学、简单易学、安全健康”的特点。同时，该套功法具有“动作柔和、协调、连贯”的特点，具有较强的观赏性，适合于单人练习、集体练习与室内外练习。

一、功理科学

高原健身增氧功是在传统武术养生的基础上，结合医学理论，针对高原地区低压、缺氧的特殊地理环境创编的一种健身方法。“升吸降呼（图 1）、开吸合呼（图 2）”是动作与呼吸配合的基本原则，也是整套功法的精髓所在。这种动作、呼吸与意念相互配合的练习方式，可以通过对心肺功能与肢体力量的全面锻炼，提高身体携氧与抗缺氧能力，尽快适应高原地区的恶劣环境，并将身心调整到相对稳定的状态，以缓解种种高原不适感。

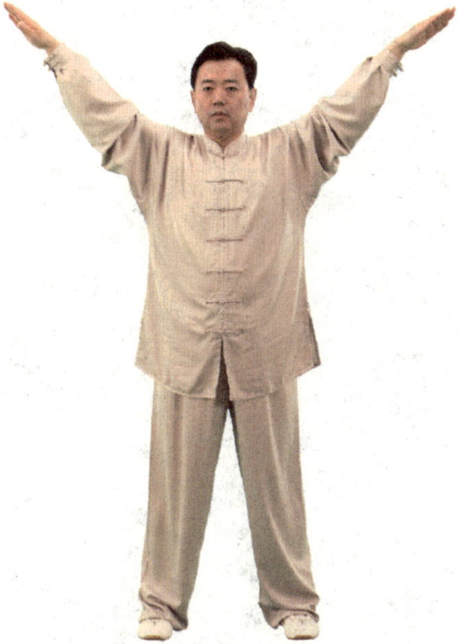

升吸

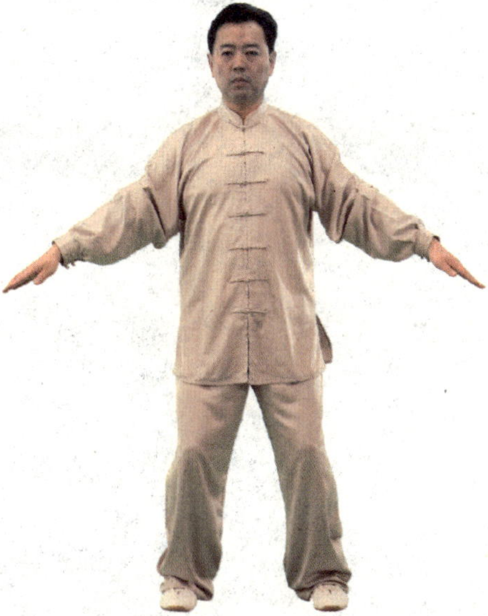

降呼

图 1　升吸降呼

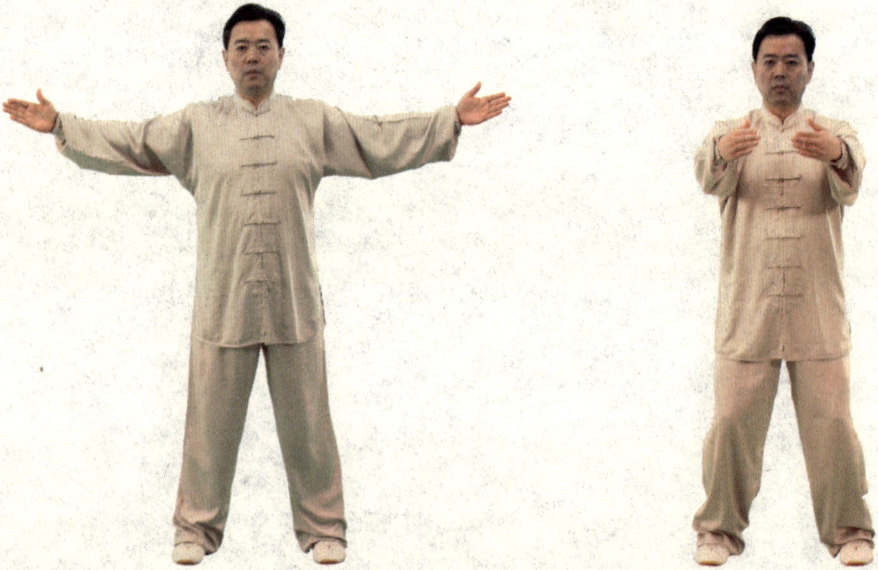

开吸　　合呼

图 2　开吸合呼

二、简单易学

高原健身增氧功含有六式简单的基本动作，非常容易学习与记忆。高原健身增氧功以上肢动作为主，包括两臂的上下、前后、左右运动以及脊柱的屈伸运动；手型包括自然掌、拳；下肢以调整与控制身体重心为主要任务，包括自然站立、两膝屈蹲等。呼吸遵循“升吸降呼、开吸合呼”的基本原则。

三、安全健康

高原健身增氧功属于保健类功法，编创理念与动作符合科学、安全、健康的原则。作者在编创过程中，多次咨询各方专家并积极听取意见；编创结束后，通过严谨的科学实验，进一步验证了此套功法真实的“增氧”效果。更重要的是，通过该套功法的练习，可使颈、肩、腰、腹、膝等重要部位得到积极而有效的锻炼。

第三章　习练高原健身增氧功的注意事项

一、运动强度

根据个人体质情况而定，没有运动强度的要求，动作幅度由小到大，所有动作以柔和、缓慢、协调、连贯、顺应自然为妥。

二、呼吸方式

练习时，采用“胸腹式”的呼吸方式。吸气时，尽量扩大胸腔多吸气，做到“深、慢、匀、长”；呼气时，先沉气松腹，然后再缓慢呼气，要尽可能多地把气体呼出。

三、运动时间

建议每次练习时间不超过 15 分钟，也可根据个人情况适当调整。

四、运动频率

建议每天练习 1 ~ 2 次，也可根据个人情况适当增加。

五、运动地点

该套功法适合在环境安静、空气新鲜的室内外练习。

六、其他注意事项

1. 饭前、饭后一小时内，不适合练习。

2. 身体感觉特别难受时，不适合练习。

3. 患有较重疾病时，不适合练习。

第四章　高原健身增氧功的动作图解

一、动作名称

预备式	
第一式　怀中抱月	第二式　大鹏展翅
第三式　拨云见日	第四式　挽弓射箭
第五式　丹凤朝阳	第六式　叶落归根
收势	

二、动作图解

预备式

（一）动作说明

1. 两脚并拢，身体直立，两手自然下垂于大腿两侧，目视前方（图 1）。

2. 左脚向左侧开步，与肩同宽，呼吸自然（图 2、图 3）。

（二）技术要点

调整身体姿势，心静体松。

（三）健身功效

通过身心调整，渐入练功状态。

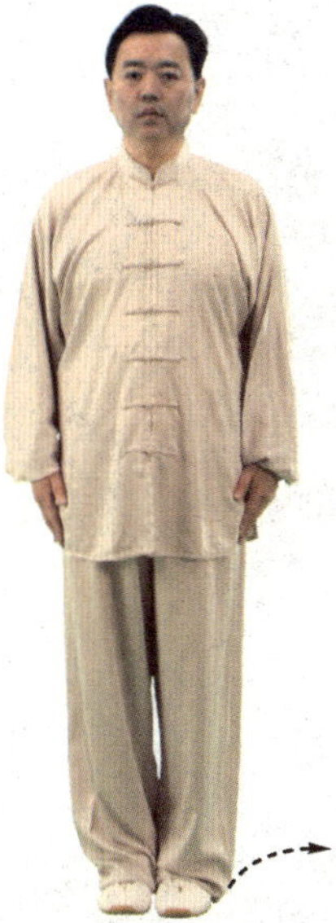

图 1

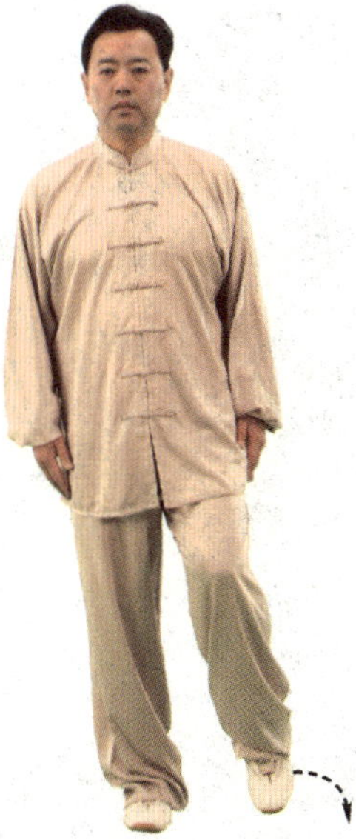

图 2

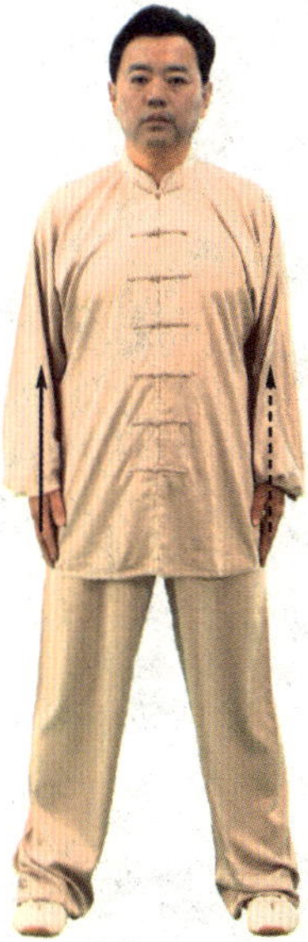

图 3

第一式　怀中抱月

（一）动作说明

1. 接上式。两臂缓慢前平举，掌心向下（图 4、图 5）。

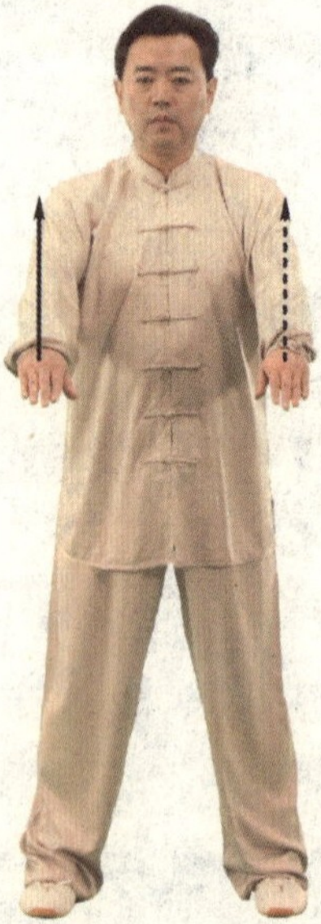

图 4

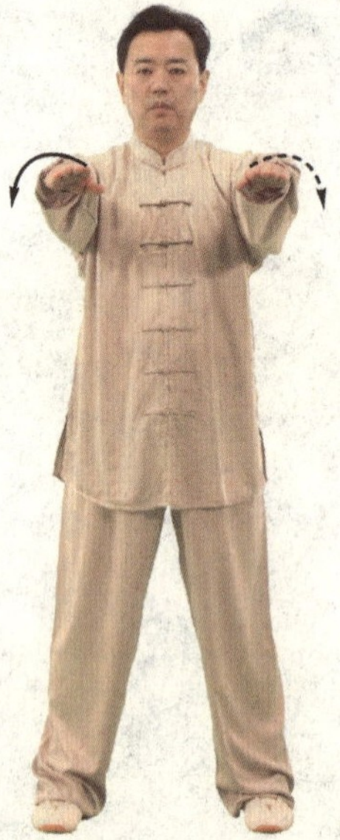

图 5

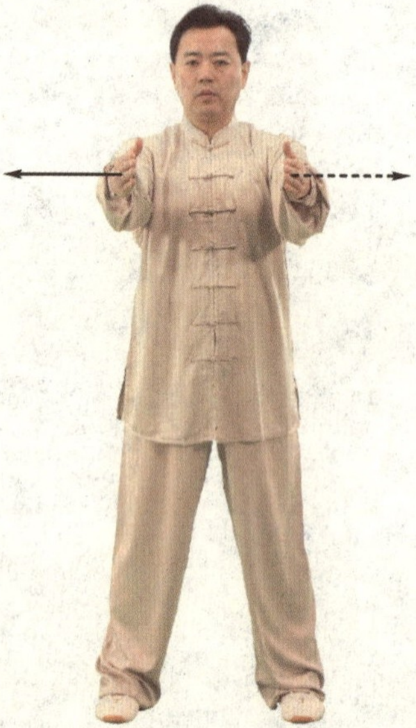

图 6

2. 两手外旋翻转，掌心相对（图 6），两臂缓慢向两侧拉开，与肩同高，掌心向前，同时用鼻缓慢深吸气（图 7、图 8）。

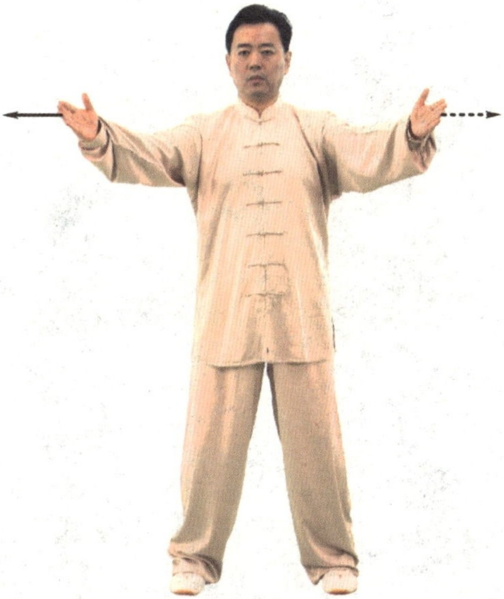

图 7

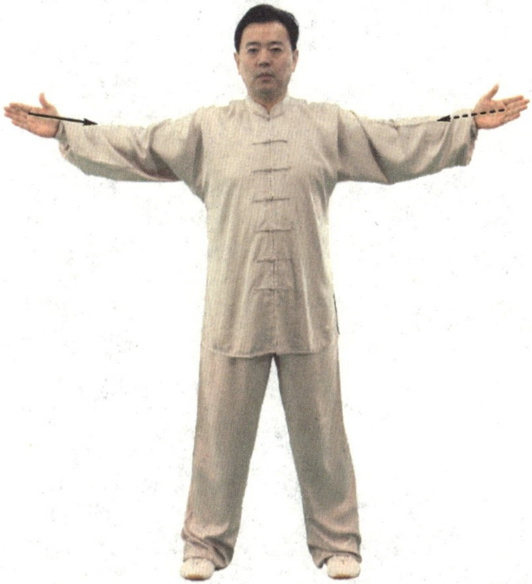

图 8

3. 两腿微蹲，两臂相合于胸前，掌心相对，距离约10厘米；同时沉气、松腹，用口缓慢吐气（图9、图10）。

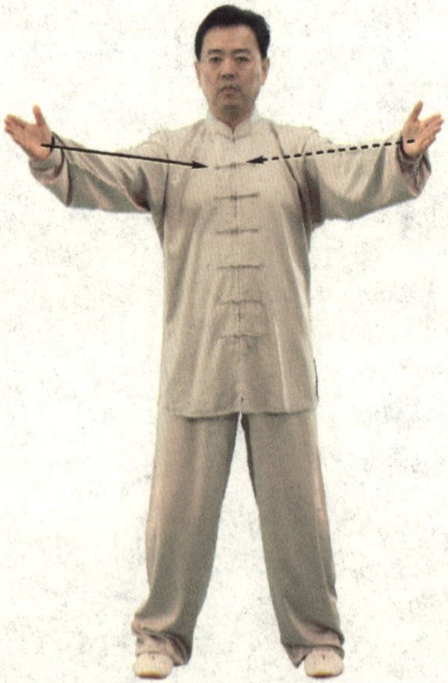

图9

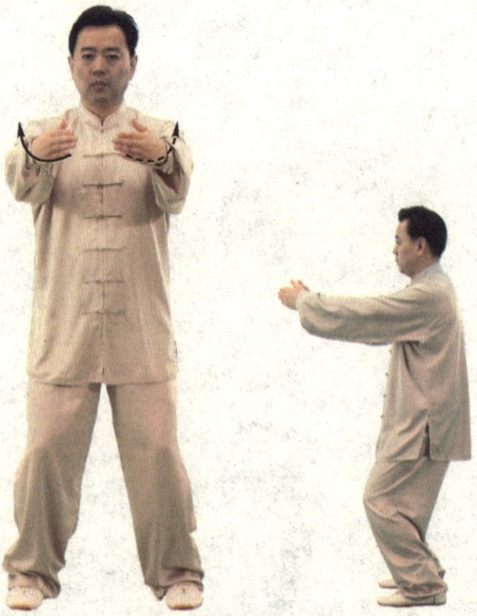

图10

4. 两臂依次外展、内合，重复图 9、图 10 动作，共做 7 次。

5. 最后，两腿缓慢伸直，两臂相合于胸前，与肩同宽，两手内旋翻转，掌心向下，两臂缓慢下落于大腿两侧（图 11 ~ 图 13）。

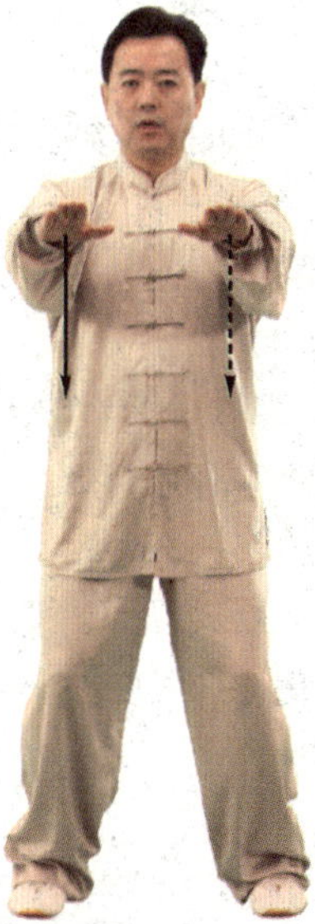
图 11

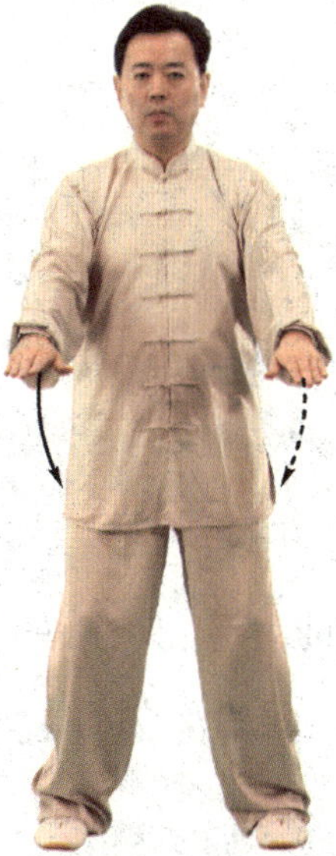
图 12

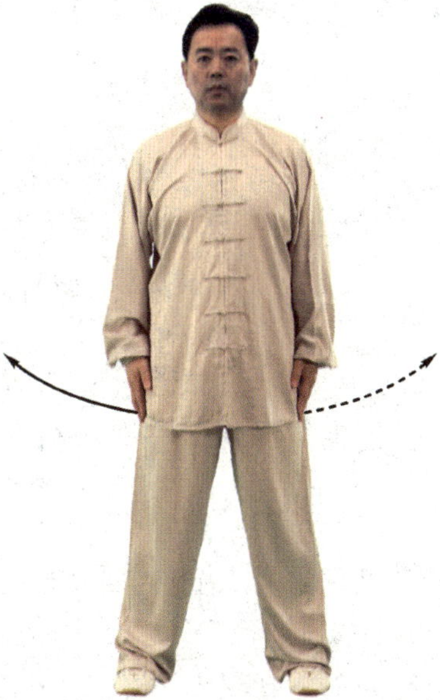
图 13

（二）技术要点

1. 吸气时，想象两臂怀抱“圆月”并缓慢向外膨胀；呼气时，想象“圆月”缓慢向内收缩“变小”。

2. 两肩水平外展时要充分，尽量打开胸廓，吸气要缓慢充分，让更多的新鲜空气填充胸腔；两肩水平内合时，含胸要充分，沉气松腹，意念、气息下沉于小腹，配合缓慢呼气。

3. 动作与呼吸的配合要协调一致。

（三）健身功效

1. 通过两肩的开合和含胸松腹，使胸背部的肌群主动参与呼吸运动，增大了胸腔前后径活动幅度，达到尽可能长地吸气与尽可能多地呼气的目的。

2. 调节上焦[①]气血运行，能缓解胸闷、心慌等不适感。

3. 通过“气沉丹田”，加强膈肌运动和内脏的蠕动，促进腹腔血液循环，增强胃肠消化功能。后续动作会起到同样的健身效果。

---

① 上焦：人体部位名称，指从咽喉至胸膈部位。

第二式　大鹏展翅

（一）动作说明

1. 接上式。两臂向两侧缓慢提起，两手略高于头，掌心向斜下方，同时用鼻缓慢深吸气（图 14 ～图 16）。

2. 两腿微蹲，两臂在体侧缓慢下落，掌心向斜下方，同时沉气松腹，缓慢用口呼气（图 17、图 18）。

3. 两臂依次上提、下落，重复图 14 ～图 18 动作，共做 7 次。

4. 最后，两腿缓慢伸直，两臂下落于身体两侧（图 19）。

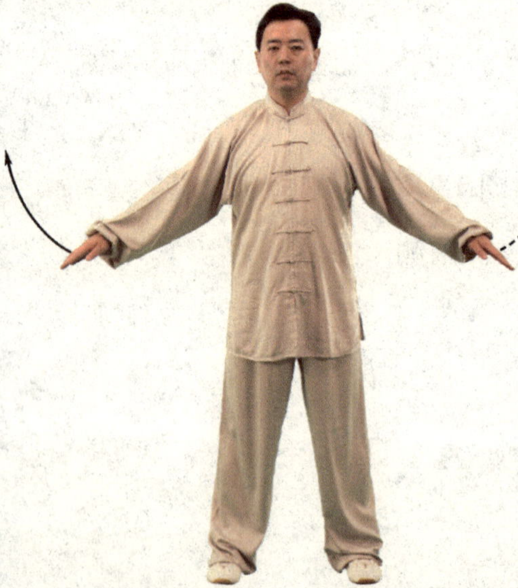
图 14

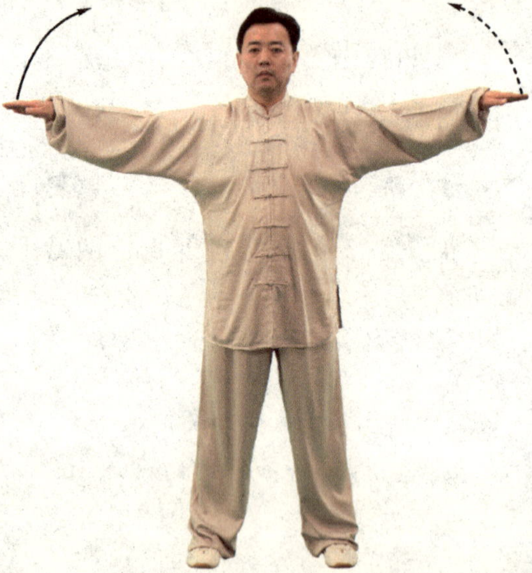
图 15

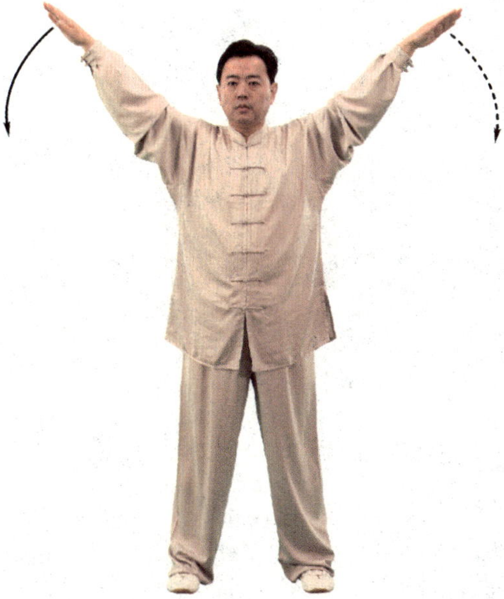

图 16

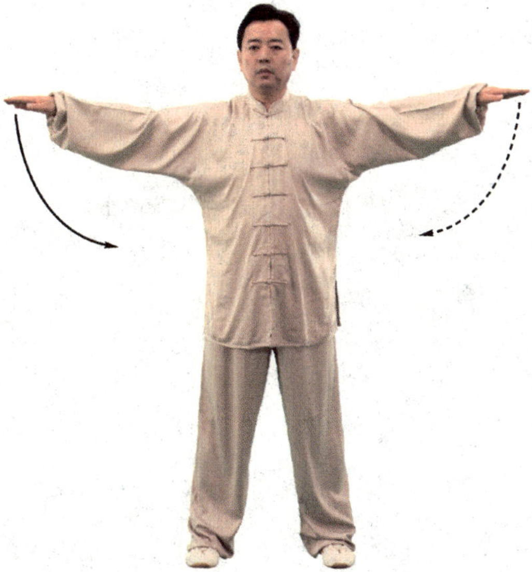

图 17

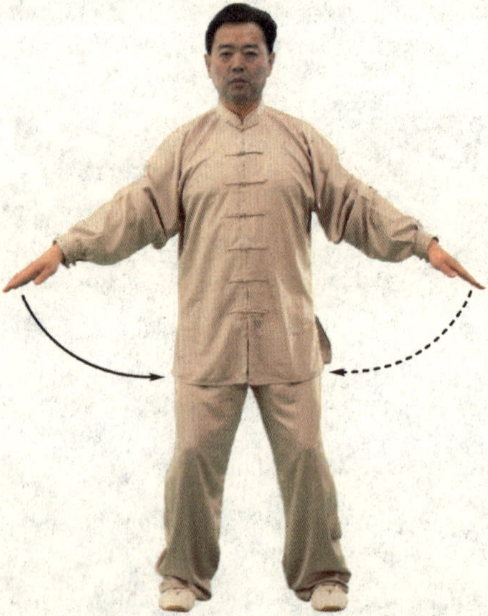

图 18

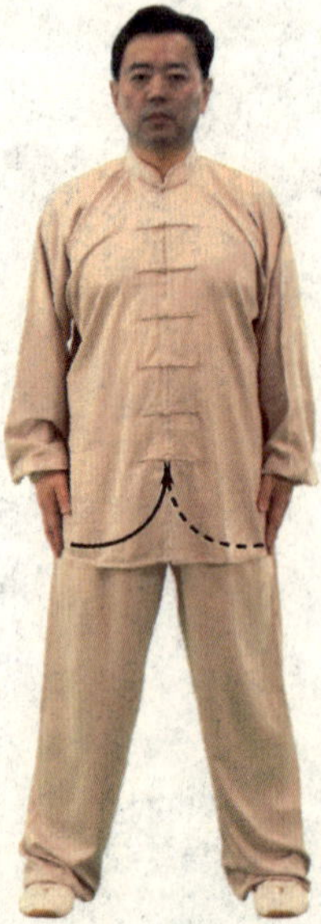

图 19

（二）技术要点

1. 想象两臂犹如雄鹰的“翅膀”。吸气时，向上“高飞展翅”；呼气时，缓慢向下“降落合翅”。

2. 两臂上提时，带动肩部充分外展，开胸、收腹、提肛；两臂内收时，肩部松沉内合，含胸、松腹、落臀，意念、气息下沉于小腹。

3. 重心起伏明显，动作与呼吸配合协调一致。

（三）健身功效

1. 通过两肩的开合和提胸、压肋、收腹运动，使躯干两侧的肌群主动参与呼吸运动，增大膈肌上下活动的幅度，并达到尽可能长地吸气与尽可能多地呼气的目的。

2. 调节相关心肺经络气血，缓解呼吸短促、紊乱等造成的不适感；加强肩部运动，增强肩关节灵活性。

第三式　拨云见日

（一）动作说明

1. 接上式。两腿微蹲，两手叠掌于腹前上提，掌心向上；经胸部时两手向外翻转，举至头顶上方，两腿随之伸直，同时用鼻缓慢深吸气，目视上方（图 20 ~ 图 22）。

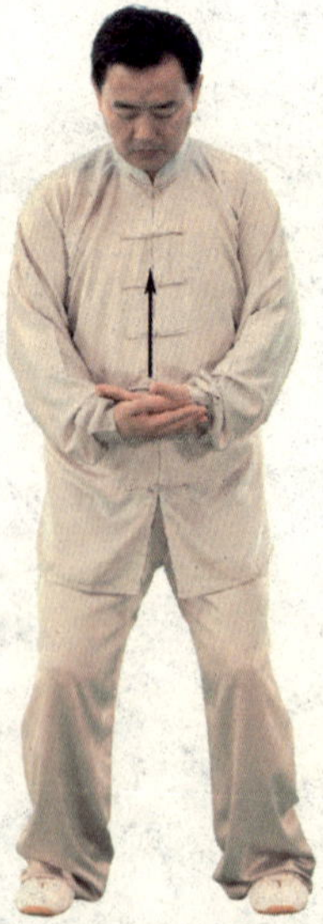
图 20

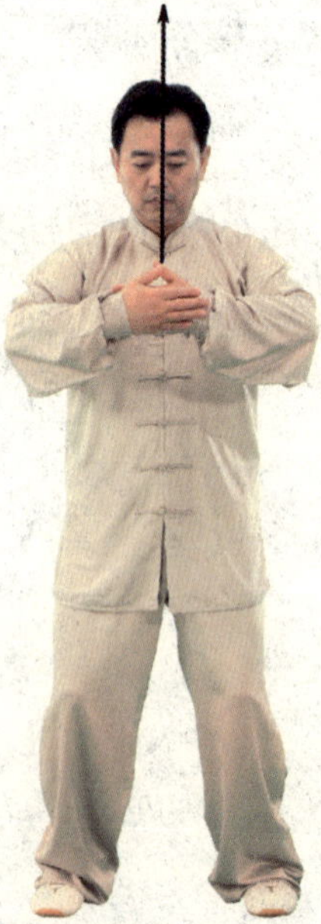
图 21

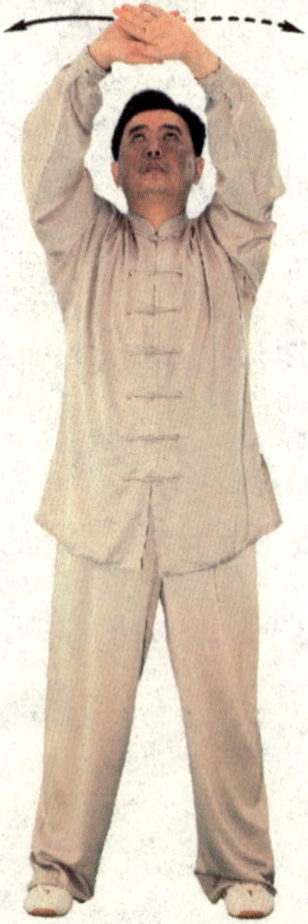
图 22

2. 两臂旋转，两手分别向两侧划弧（图 23 ~ 图 26），下落于腹前叠掌，掌心向上，两腿微屈，目视两手（此时动作同图 20），同时沉气、松腹，用口缓慢吐气。

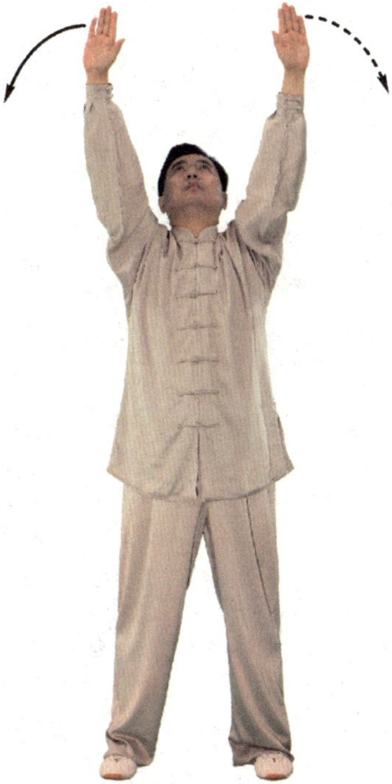

图 23

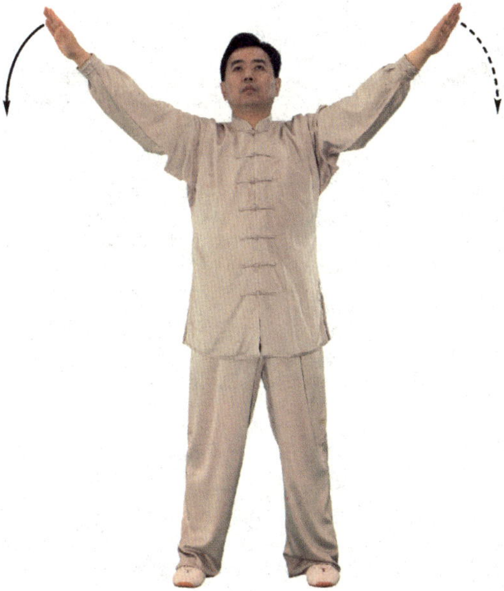

图 24

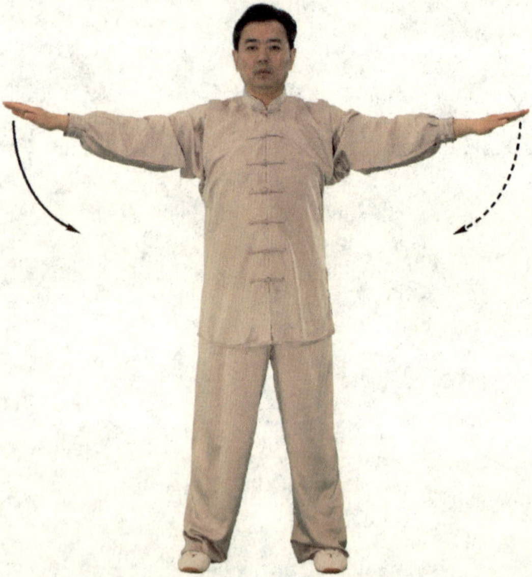

图 25

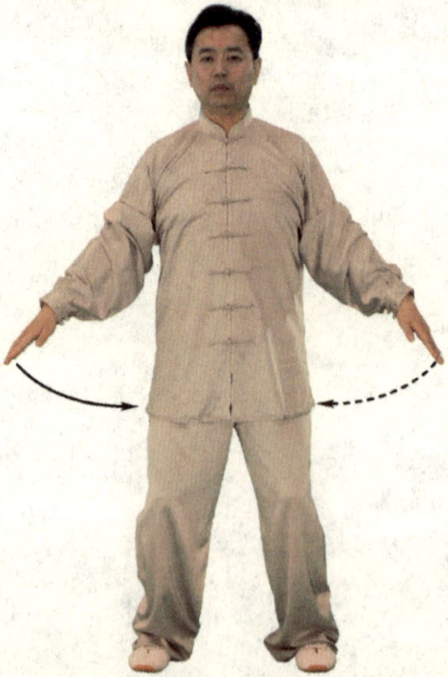

图 26

3. 两手依次上举，重复图 20 ~ 图 26 动作，共做 7 次。

4. 最后，两腿缓慢伸直，两臂经体侧缓慢下落于身体两侧，两手自然下垂，目视前方，呼吸自然（图 27）。

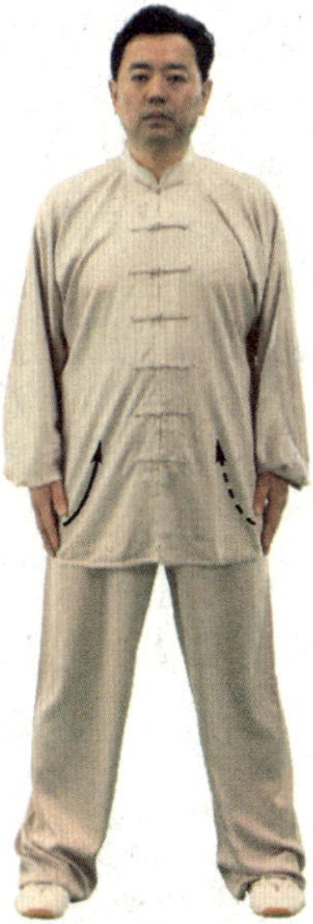

图 27

（二）技术要点

1. 吸气时，想象两臂向上无限伸展，仿佛触及天空中漂浮的白云；呼气时，想象两臂将白云拨开，面对蓝天，阳光普照大地，心情自然舒畅。

2. 两臂上举，脊柱充分拉伸，两手叠掌向上时，要贴近身体，目随手动；两臂下落时，身体松沉，脊柱压紧，两臂要自然划弧垂落。

3. 动作与呼吸配合协调一致。

（三）健身功效

1. 通过脊柱的伸屈与扩胸、松腹，使腹前、脊柱两侧的肌群主动参与呼吸运动，增大膈肌上升与下降的幅度，并达到尽可能长地吸气与尽可能多地呼气的目的。

2. 缓解胸闷、气喘等不适感；通过颈部与脊柱的运动，防治颈椎与腰背部疾病。

第四式　挽弓射箭

（一）动作说明

1. 接上式。两手相距约 10 厘米，握拳上提，目视双拳（图 28、图 29）。

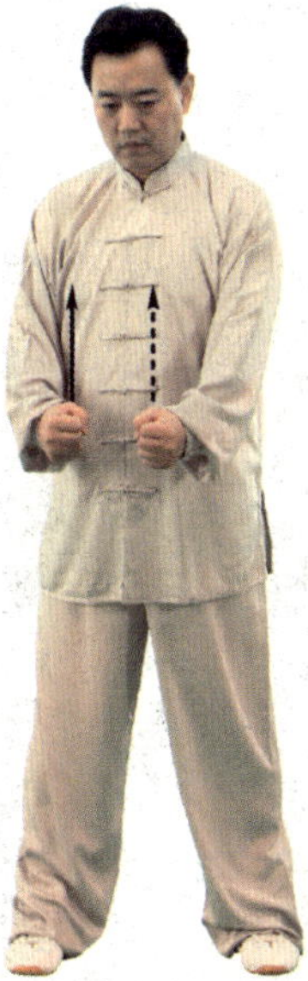

图 28

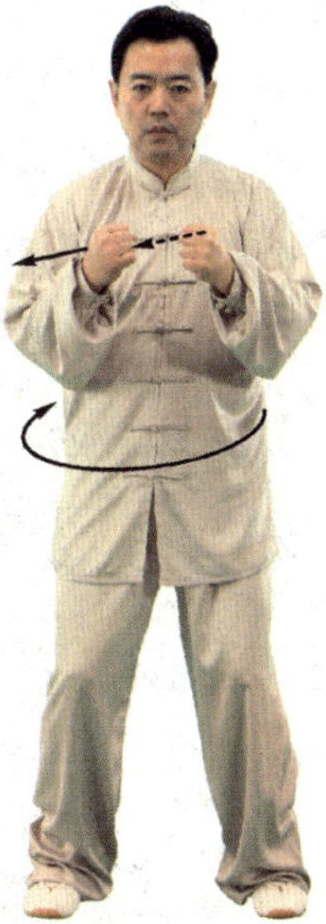

图 29

2. 双拳提至胸前时，身体右转，左拳前冲，高与肩平，右拳后拉至右肩前，目视左拳，同时用鼻缓慢深吸气（图 30、图 31）。

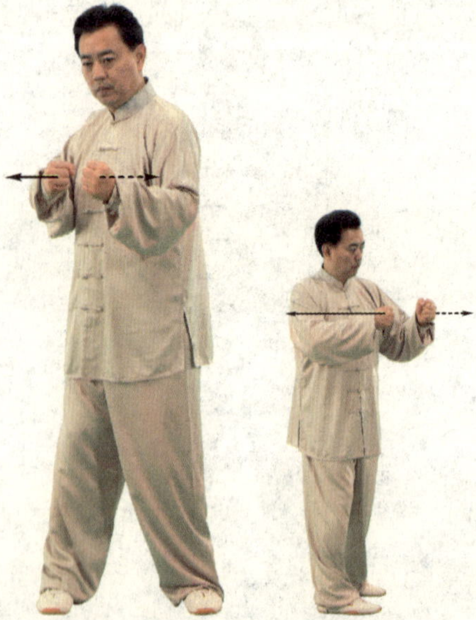

图 30

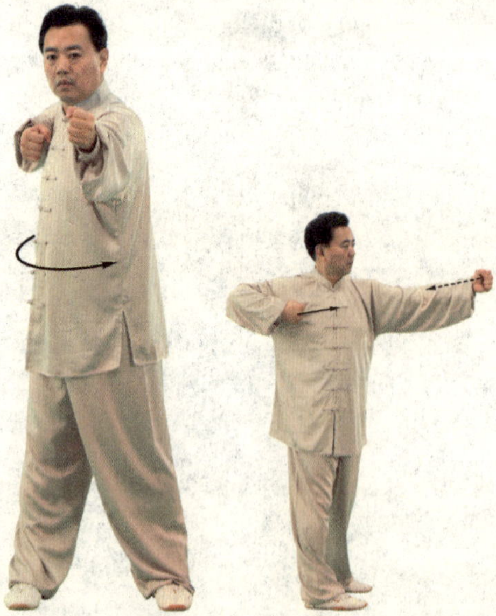

图 31

3. 身体左转，两腿微屈，两拳收于胸前；同时沉气、松腹，用口缓慢吐气（图 32、图 33）。

4. 身体再左转，两腿伸直，右拳前冲，高与肩平，左拳后拉至左肩前，目视右拳，同时用鼻缓慢深吸气（图 34、图 35）。

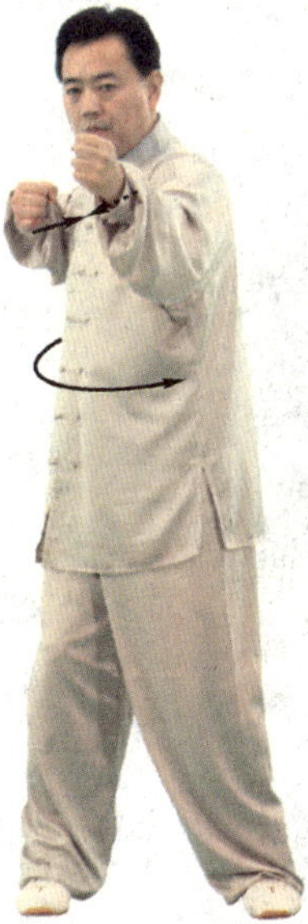
图 32

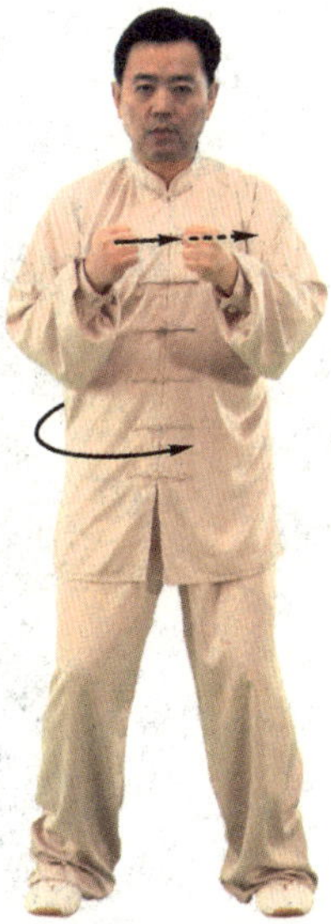
图 33

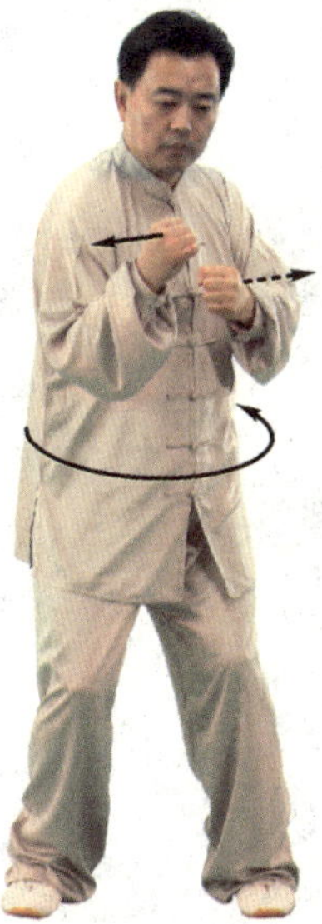
图 34

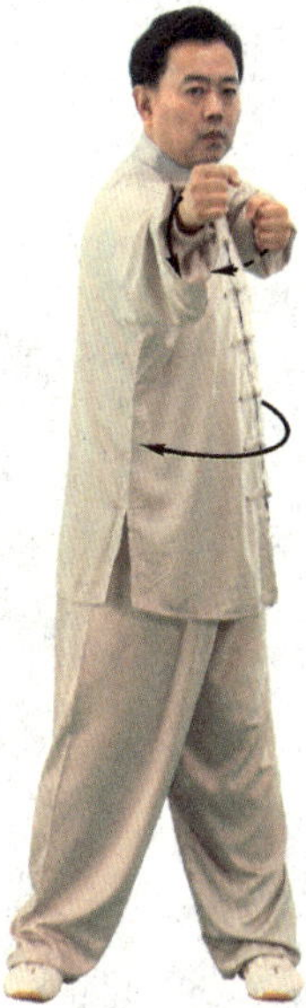
图 35

5. 身体右转，两腿微屈，两拳收于胸前；同时沉气、松腹，用口缓慢吐气（图 36、图 37）。

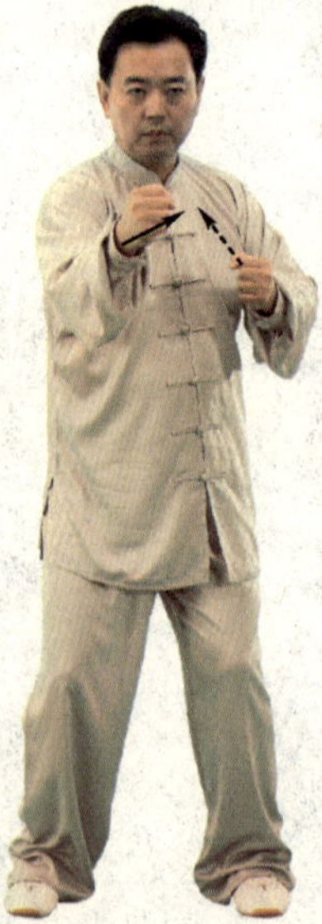

图 36

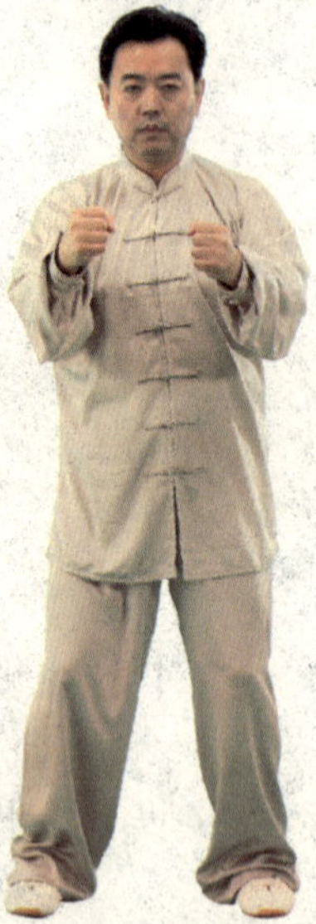

图 37

6. 重复图 30 ~ 图 37 动作，一左一右为 1 次，共做 3 次。

7. 最后，两腿缓慢伸直，两臂向前平伸，两拳变掌，掌心向下；两臂缓慢下落，两手自然下垂于体侧，目视前方，呼吸自然（图 38 ~ 图 40）。

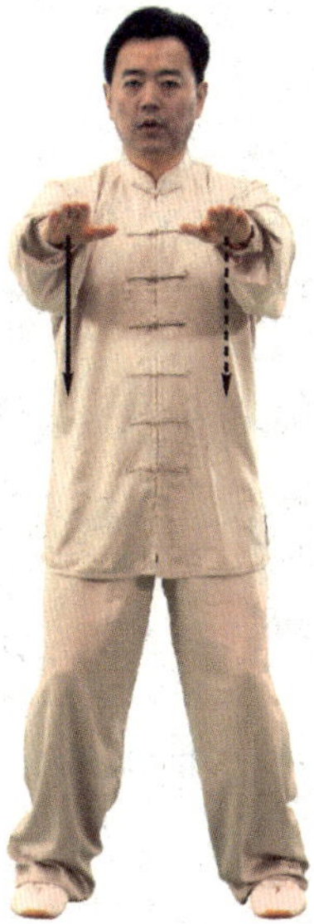

图 38

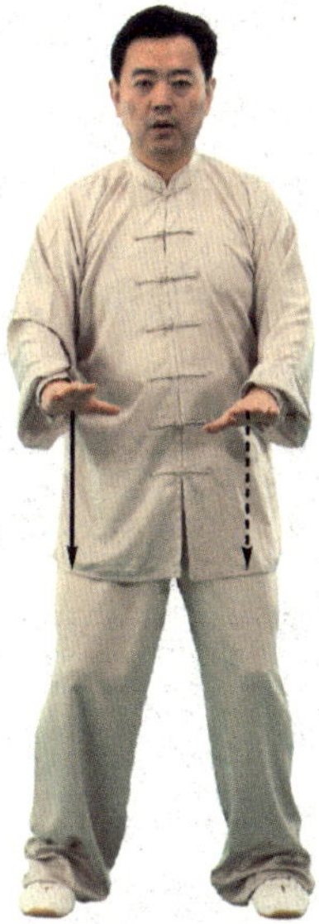

图 39

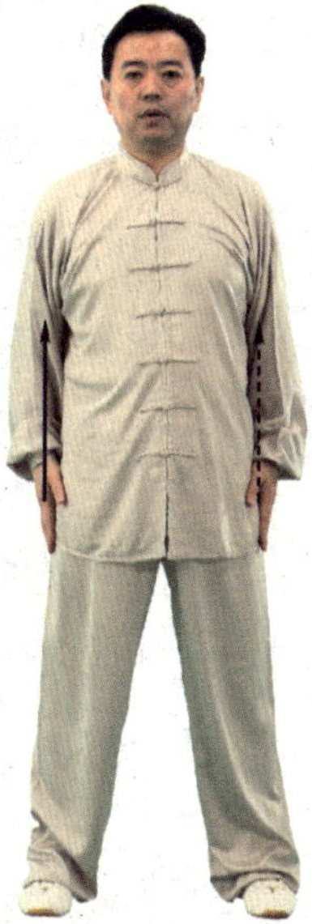

图 40

（二）动作要点

1. 吸气时，想象两手挽弓射箭，前手握弓背，后手拉弓弦，缓缓把弓拉满撑圆；呼气时，缓缓恢复原样。

2. 通过拉弓转体，使脊柱充分回旋，锻炼腰背部两侧肌群，增加呼吸深度。

3. 以腰为轴转动身体，脚尖正对前方，两脚不能移动；手臂拉伸要充分，吸气时尽量多吸，呼气时尽量多呼。

4. 动作与呼吸配合要协调一致。

（三）健身功效

1. 通过脊柱的回旋与上臂的屈伸，使腰腹、上肢肌群主动参与呼吸运动，增大胸腹腔前后左右腔隙，并达到尽可能长地吸气与尽可能多地呼气的目的。

2. 调节气血，缓解心慌、乏力等不适感，同时加强脊柱与膝关节的灵活性。

3. 通过腰部的拧转运动，使腰部和背部得到锻炼。

第五式 丹凤朝阳

（一）动作说明

1. 接上式。两臂缓慢前平举，与肩同高，掌心向下，同时用鼻缓慢吸气（图41、图42）。

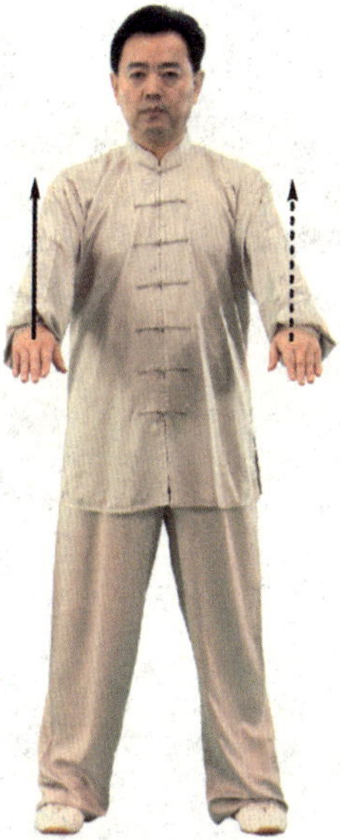

图 41

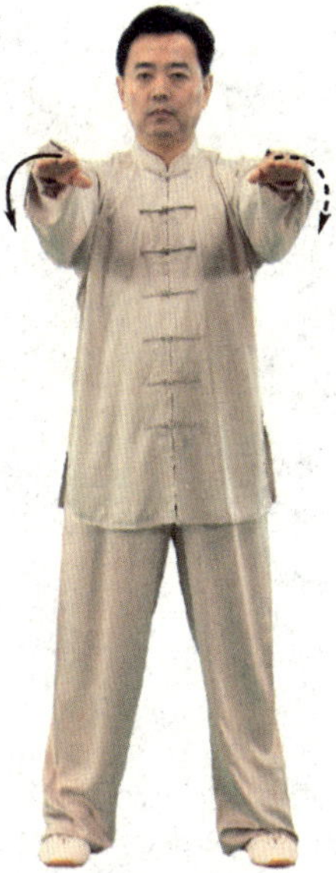

图 42

2. 两臂外旋，掌心相对（图 43）。身体左转，两臂于体前交叉，左臂在外屈肘，左手合于右肩前，掌心对右肩；右手在里向下落于左腿外侧，掌心向外。两腿微屈，含胸、拱背、收腹，目视右手，同时用口缓慢呼气（图 44 ~ 图 46）。

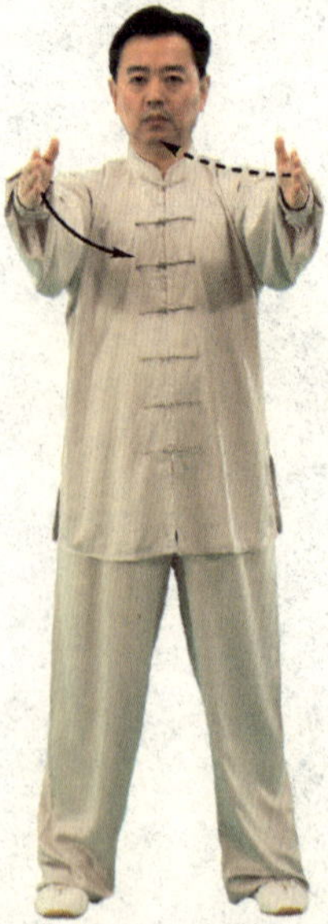

图 43

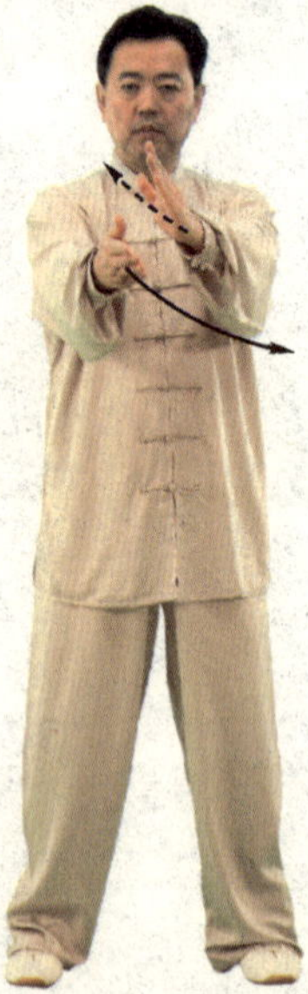

图 44

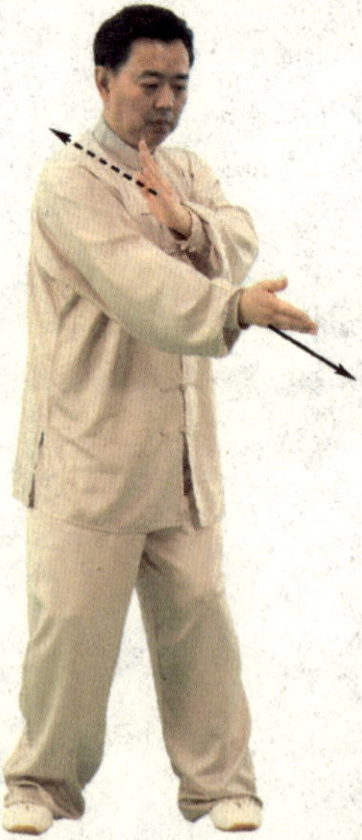

图 45

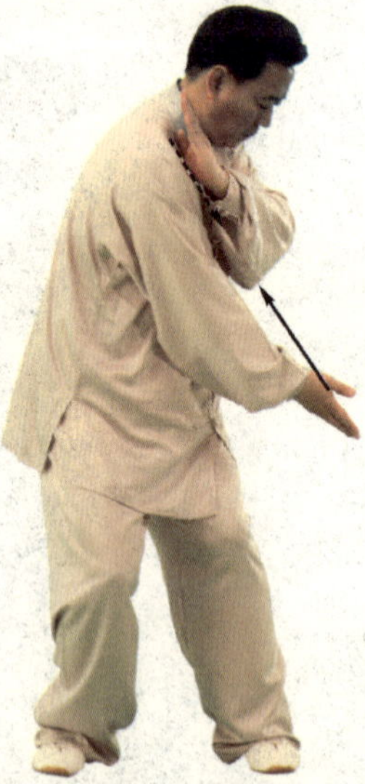

图 46

3. 身体向右转正，两腿伸直。两臂缓慢斜向分开成一斜线，右手向上略高于头，掌心向上；左手向下与腰同高，掌心向下。目随右手，同时用鼻缓慢深吸气（图 47 ~ 图 50）。

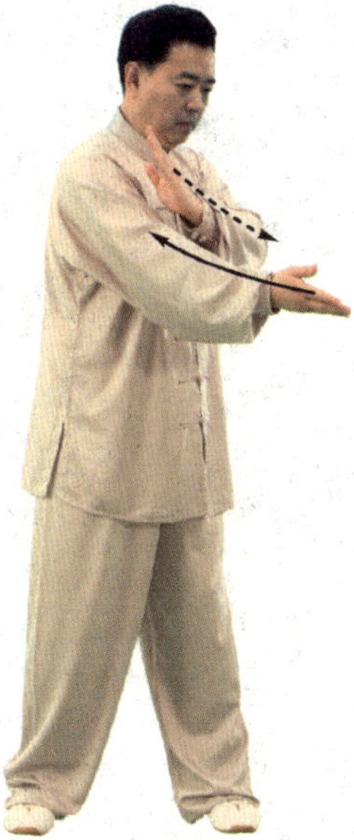

图 47

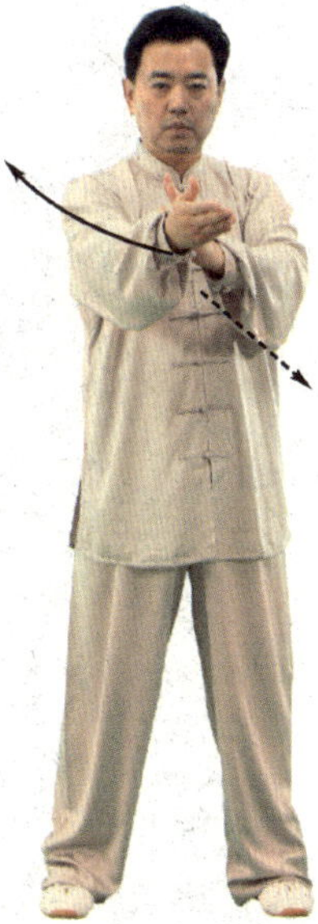

图 48

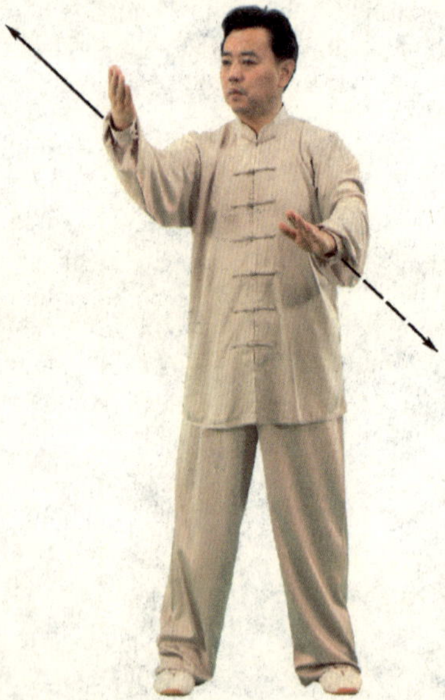

图 49

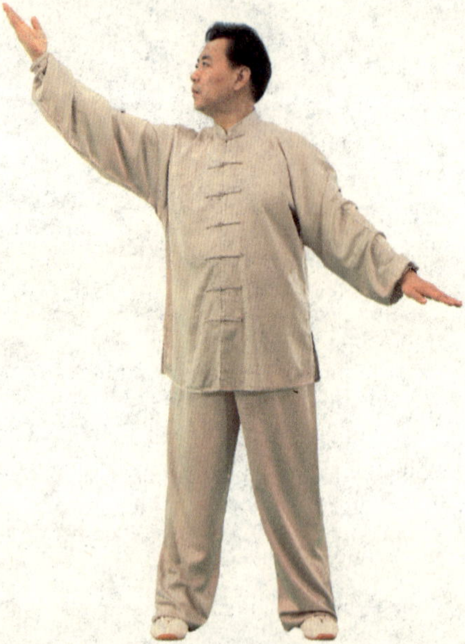

图 50

4. 目转视左手，身体右转。两臂于体前交叉，右臂在外屈肘，右手合于左肩前，掌心对左肩；左手在里，向下落于右腿外侧，掌心向外。两腿微屈，含胸、拱背，同时沉气、松腹，用口缓慢吐气（图 51 ～图 54）。

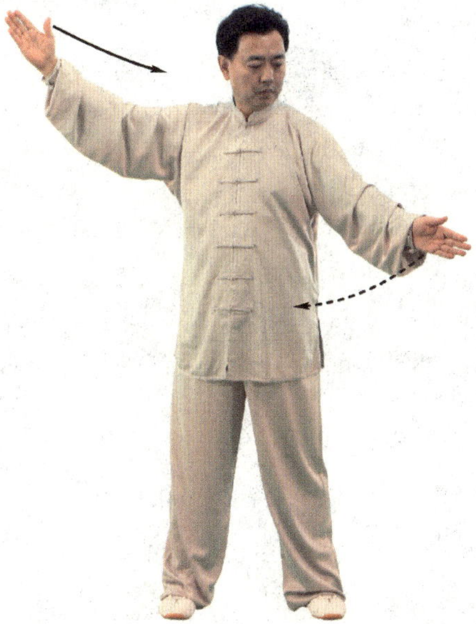

图 51

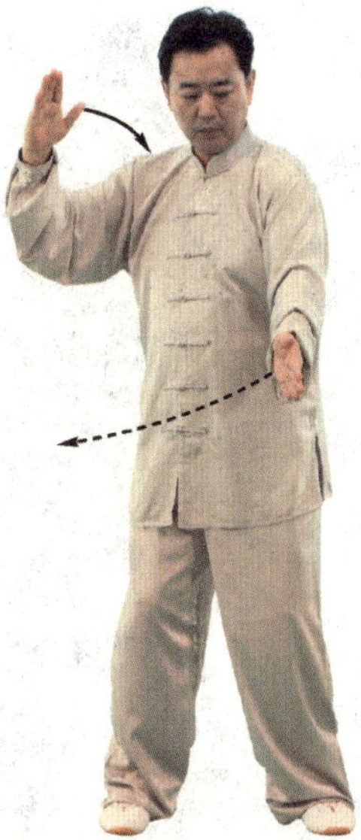

图 52

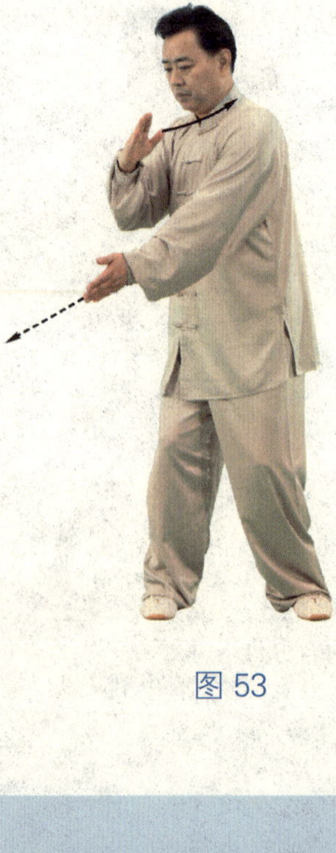
图 53

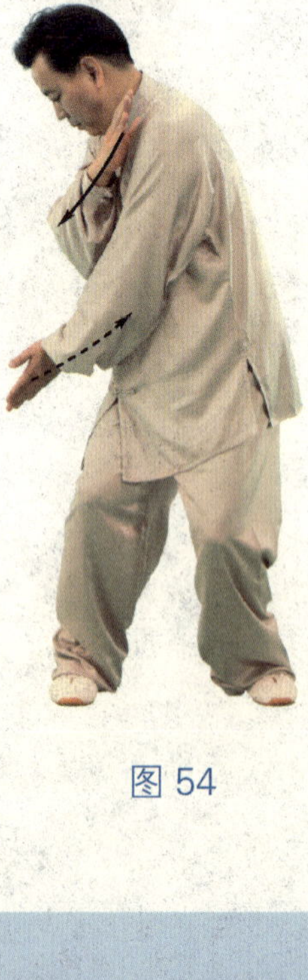
图 54

5. 身体向左转正，两腿伸直。两臂缓慢斜向分开成一斜线，左手向上略高于头，掌心向上；右手向下与腰同高，掌心向下。目随左手，同时用鼻缓慢深吸气（图 55 ~图 58）。

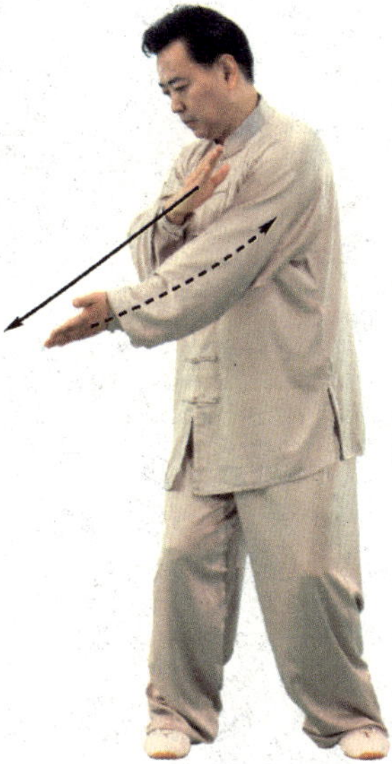

图 55

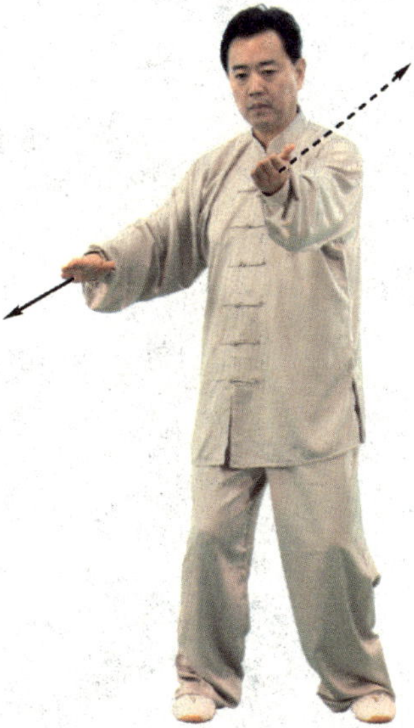

图 56

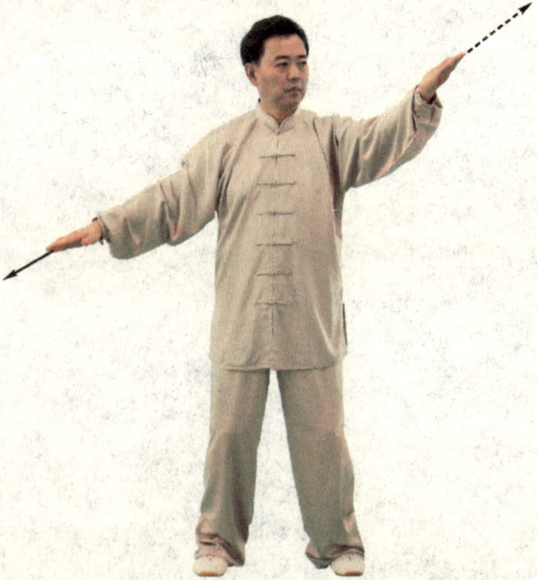

图 57

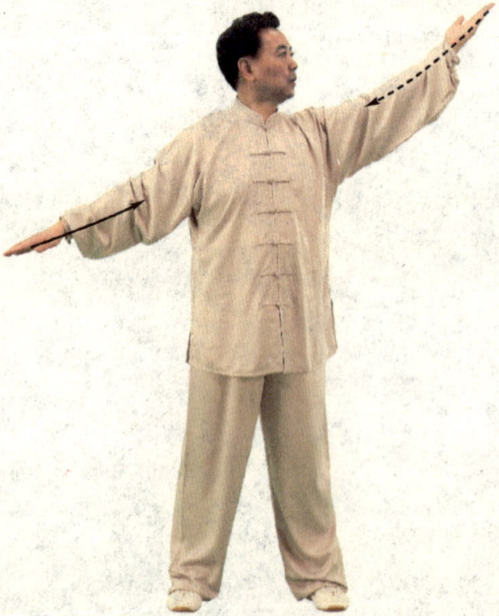

图 58

6. 重复图 44 ~ 图 58 动作，一左一右为 1 次，共做 3 次。

7. 最后，两腿缓慢伸直，两臂向前平伸，掌心向下，与肩同宽；两臂缓慢下落，两手自然下垂，目视前方，呼吸自然（图 59 ~ 图 62）。

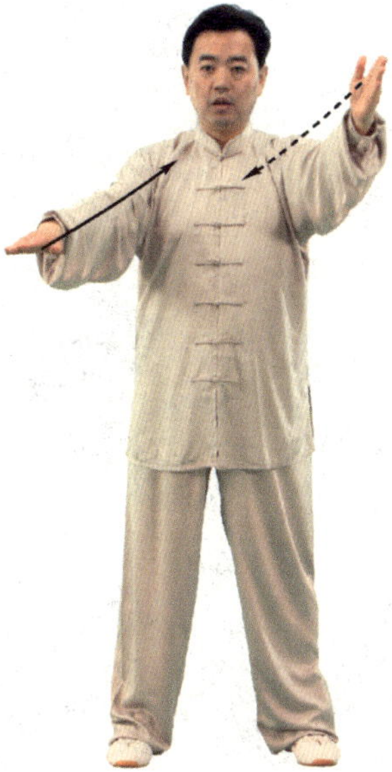
图 59

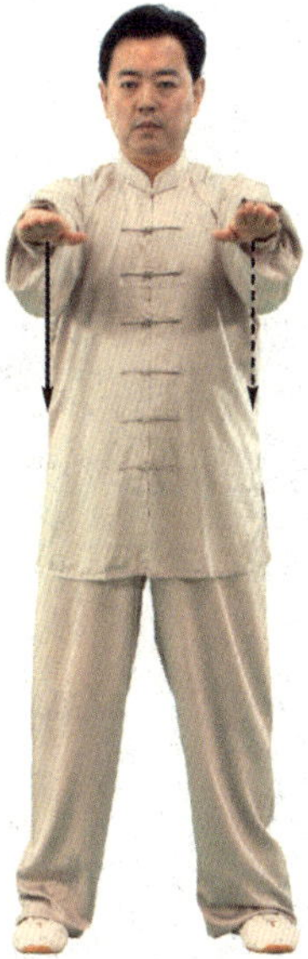
图 60

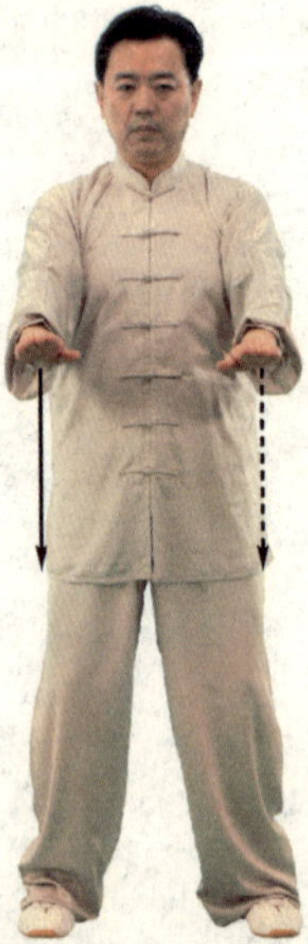

图 61

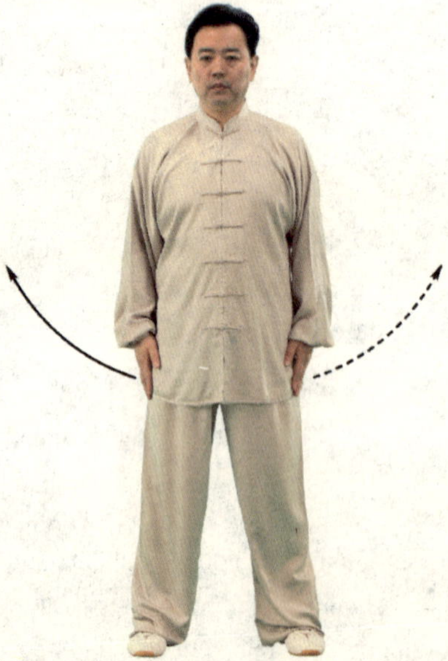

图 62

（二）动作要领

1. 想象两臂如同凤凰华丽的“翅羽”。吸气时，缓慢拉开“展屏”；呼气时，自然合拢“收翼”。

2. 在整个动作过程中，脚尖要正对前方，两脚不动；身体侧屈时，含胸、拱背、松腹、沉肩；身体展开时，脊柱拔伸，展肩扩胸，收腹提肛，两臂充分展开。

3. 动作与呼吸配合协调一致。

（三）健身功效

1. 通过脊柱的斜向侧屈与伸展，使脊柱、胸肋、腰腹肌群主动参与呼吸运动，增大胸腹腔上下腔隙，并达到尽可能长地吸气与尽可能多地呼气的目的。

2. 调节人体经脉气血，促进末梢血液循环，增强心肺功能。

3. 通过头部和腰部的运动，使颈部、腰部得到锻炼。

第六式　叶落归根

（一）动作说明

1. 接上式。两手分别经体侧划弧举至头顶上方，掌心向前向上，目视头顶前上方；同时用鼻缓慢深吸气，使气体尽量充满胸腔（图 63 ~ 图 65）。

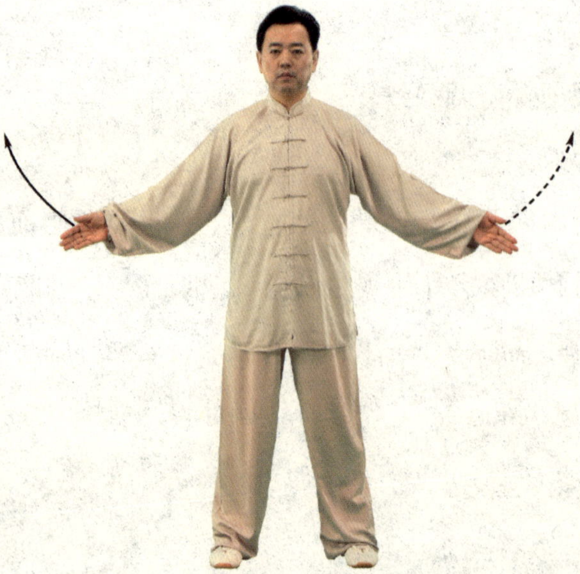

图 63

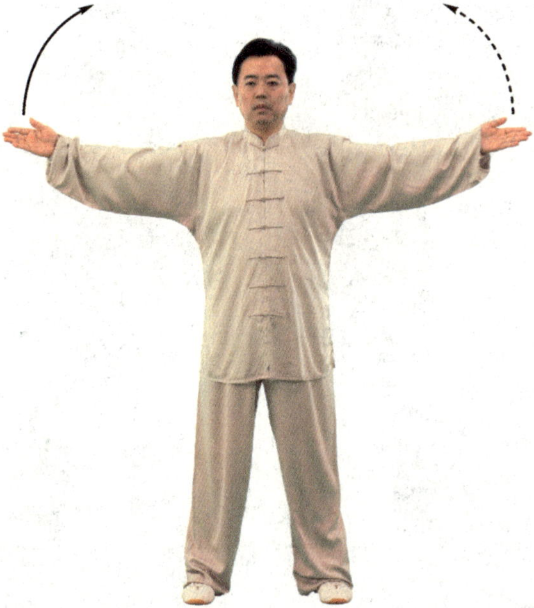

图 64

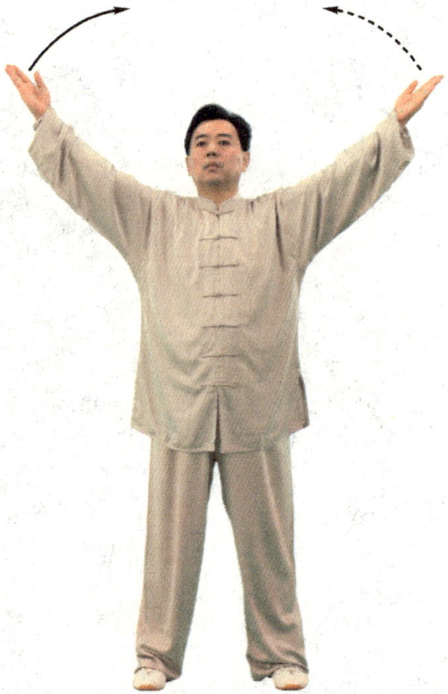

图 65

2. 两臂内旋上举，掌心向前，经体前缓缓下落于体侧，两腿微屈；同时沉气、松腹，用口缓慢吐气（图 66 ~图 69）。

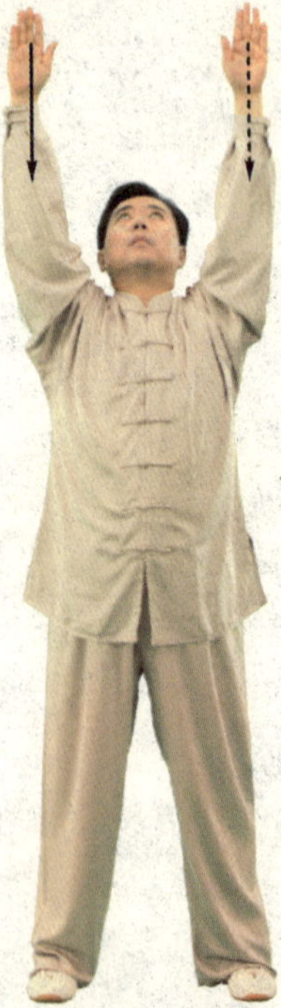
图 66

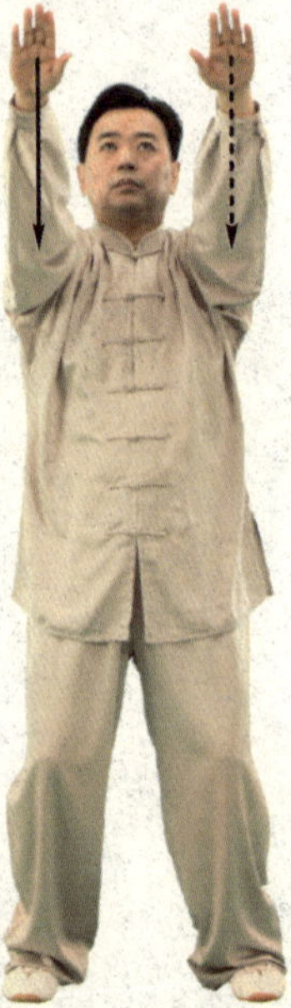
图 67

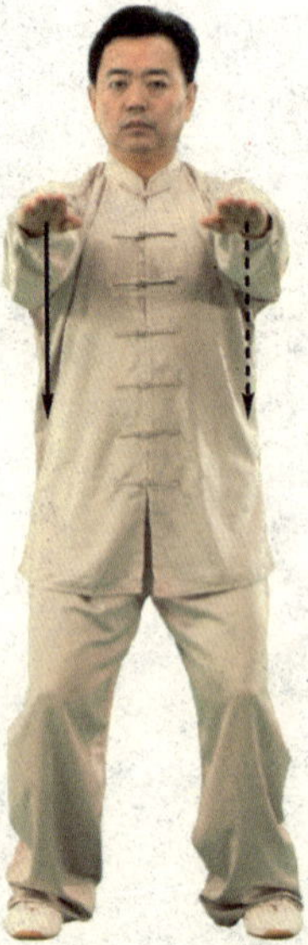
图 68

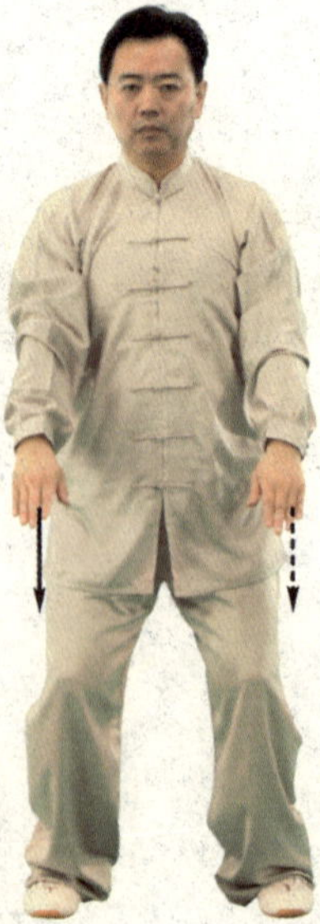
图 69

3. 依次重复图 63 ～图 69 动作，共做 7 次。

4. 最后，两腿缓慢伸直，两臂经体前下落于身体两侧，两手自然下垂，目视前方，呼吸自然（图 70）。

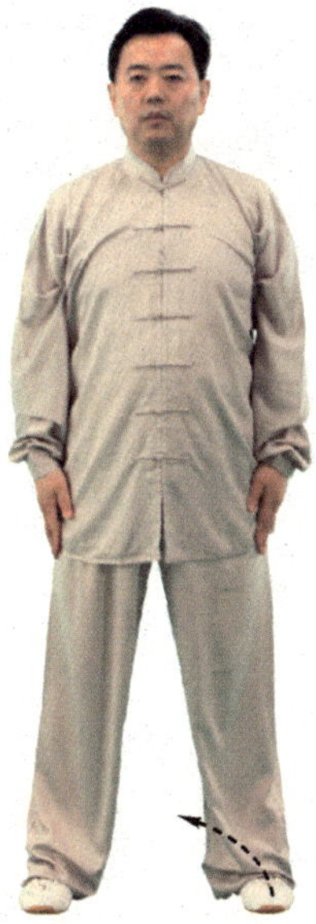

图 70

（二）技术要点

1. 吸气时，想象将天地精华之气从脚跟沿身体背部上引至手指；呼气时，想象两手将气由上向下灌入体内，涤荡脏腑，两臂犹如参天大树的树叶自然飘落，通达脚跟，天人合一，回归大地。

2. 两肩上提时，要充分拉伸脊柱，两臂要尽量向外伸展，尽量多吸气；两臂下落时，身体随之放松，尽量把气呼尽。

3. 动作与呼吸配合协调一致。

（三）健身功效

1. 两臂和肩部的上下大幅度运动，带动脊柱和胸腹腔的伸展和挤压，使胸肋、腰腹肌群主动参与呼吸运动，增大胸腔容积的变化幅度，并达到尽可能长地吸气与尽可能多地呼气的目的。

2. 两手举起，吸入清气，两手下落，呼出浊气，调节气血，促进血液循环，缓解和消除疲劳。

3. 通过肩关节的环绕运动，使肩部得到锻炼。

收　　势

（一）动作说明

左脚向右脚并拢，脚尖向前，目视前方，心静体松，呼吸自然（图 71、图 72）。

（二）技术要点

呼吸自然，意念放松。

（三）健身功效

通过身心调节，放松身体，心情舒畅。

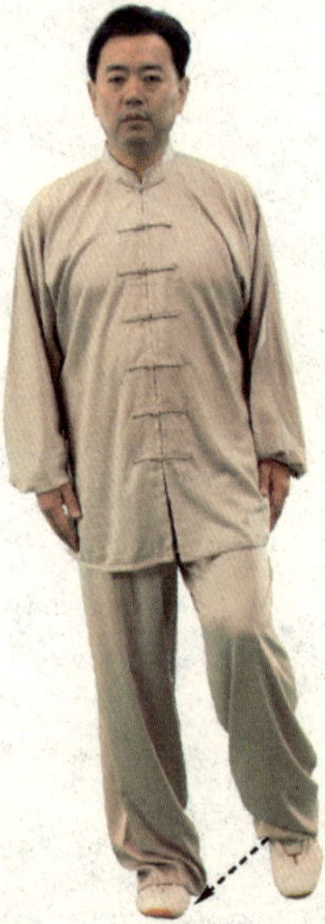

图 71

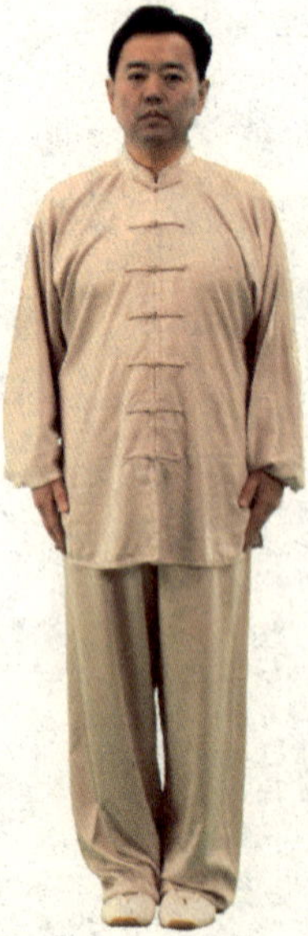

图 72

附录　高原健身增氧功的社会效应

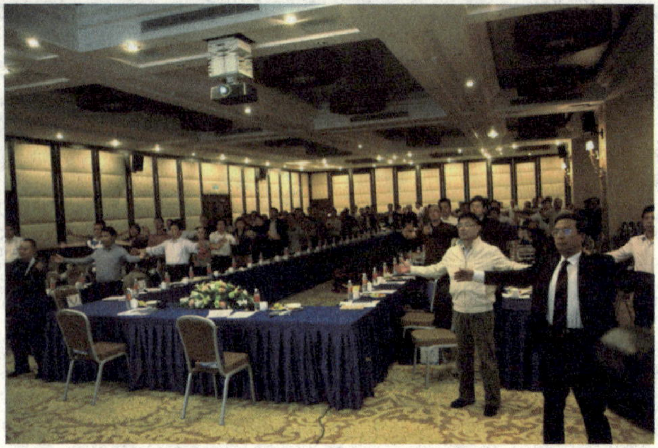

中央国家机关援藏干部习练高原健身增氧功

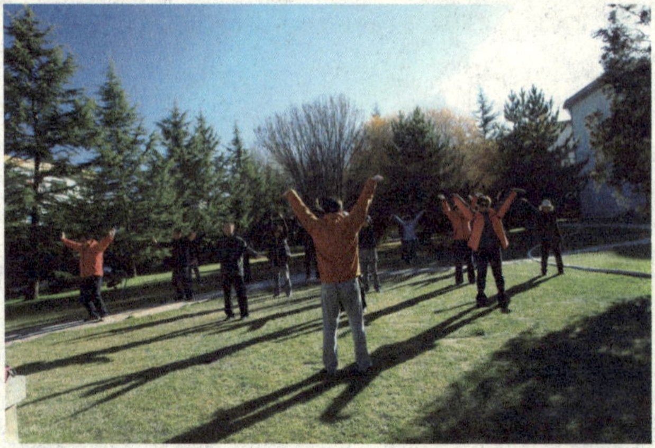

西藏自治区政府机关干部习练高原健身增氧功

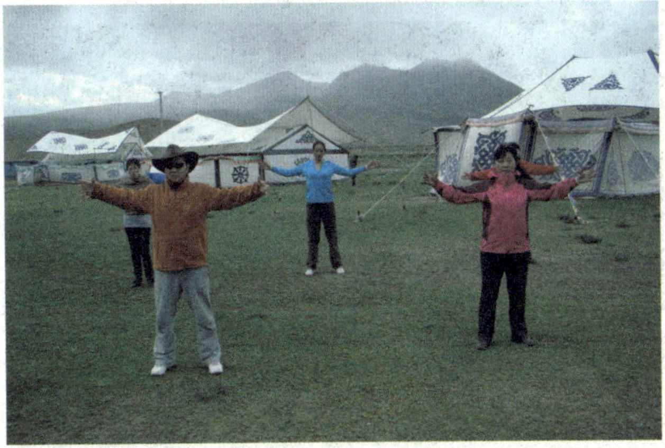

西藏自治区体育局干部习练高原健身增氧功

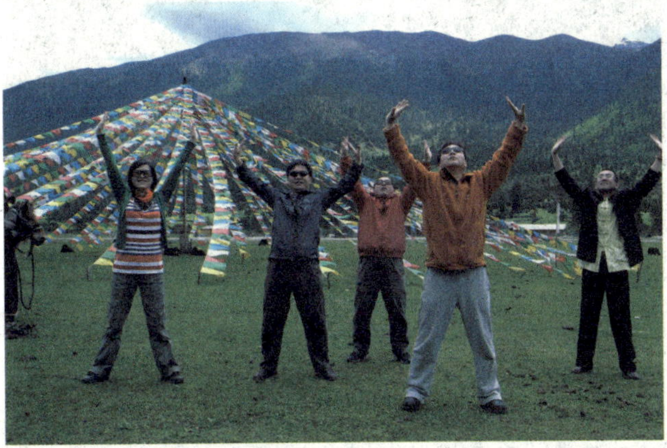

赴西藏自治区专家学者习练高原健身增氧功

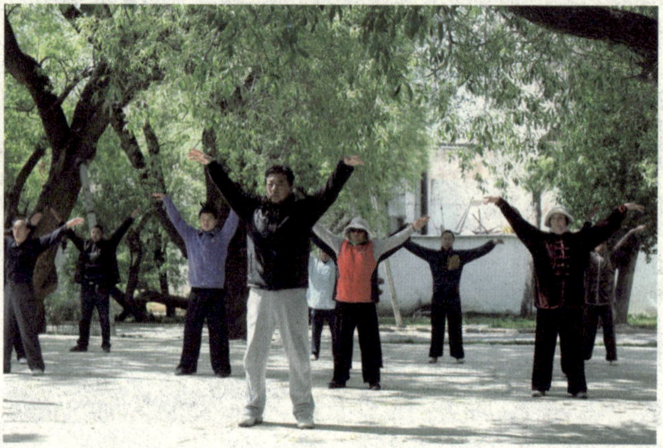

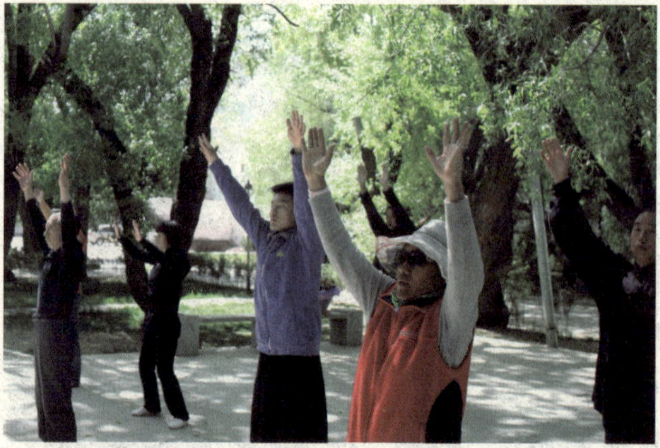

西藏自治区群众体育骨干习练高原健身增氧功

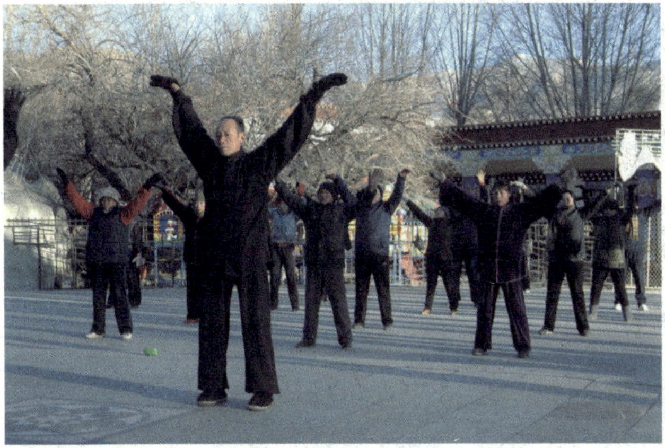

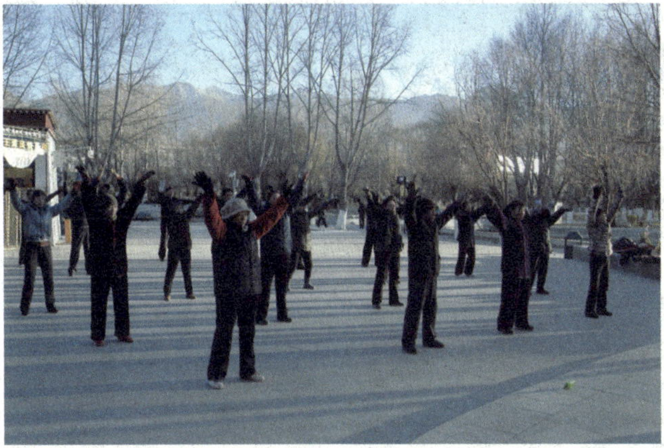

西藏自治区居民在晨晚练点习练高原健身增氧功

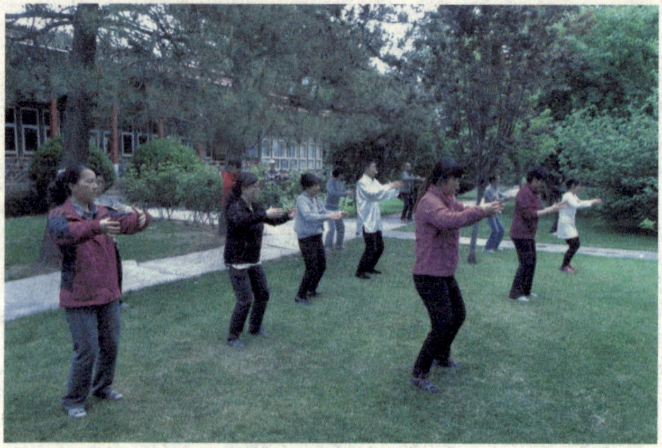

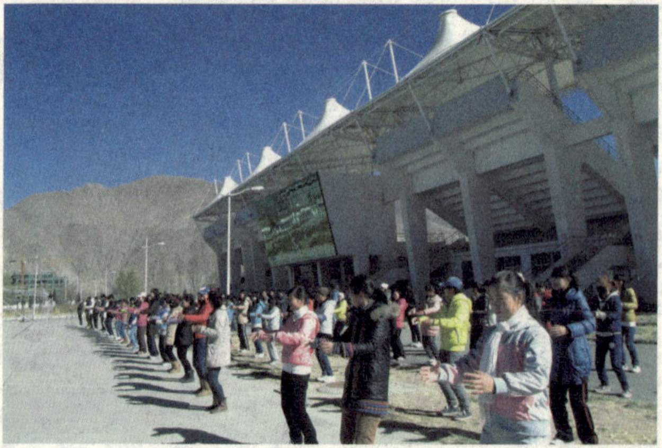

西藏大学师生习练高原健身增氧功

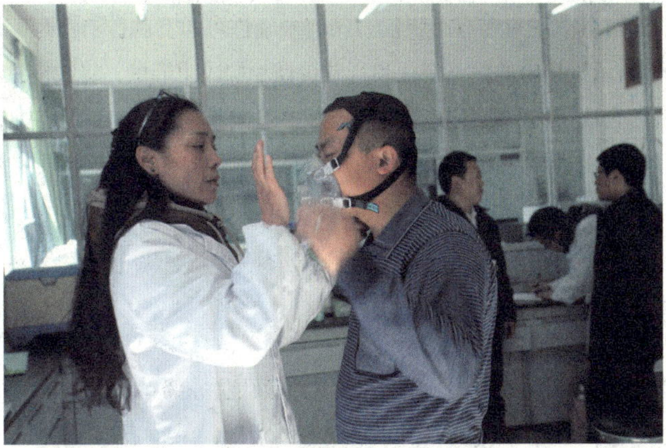

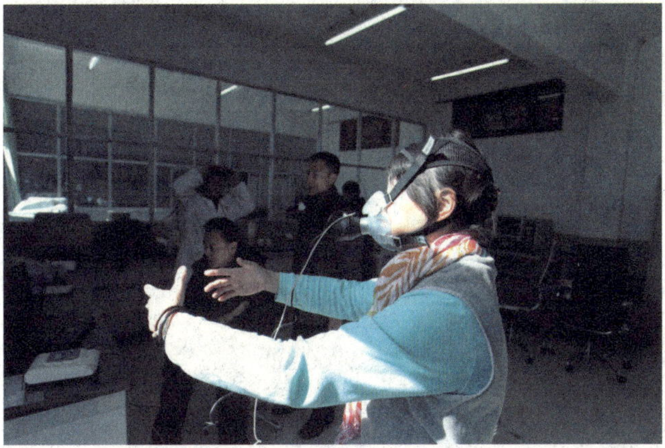

高原健身增氧功科研实验